KOGLER, REITER

Fallbeispiele für Pflege- und Sozialbetreuungsberufe

Ein Arbeitsbuch

Monika Kogler
Monika Reiter

# Fallbeispiele für Pflege- und Sozialbetreuungsberufe

Ein Arbeitsbuch

3., aktualisierte und erweiterte Auflage

facultas

**Monika Kogler**
Ausbildung zur DGKS und Kinder- und Jugendlichenpflege, Diabetesberaterin, anerkannte Lehrerin für Gesundheitsberufe, derzeit freiberuflich tätig.

**Monika Reiter MBA**
DGKS, Fachschwester für Anästhesiepflege, Lehrerin für Gesundheitsberufe, akademische Gesundheitsbildnerin, Mediatorin, allg. beeidete gerichtlich zertifizierte Sachverständige, stellvertretende Direktorin der Schule für allgemeine Gesundheits- und Krankenpflege am bfi OÖ.

**Bibliografische Information Der Deutschen Nationalbibliothek**

Die Deutsche Nationalbibliothek verzeichnet diese Publikation in der Deutschen Nationalbibliografie; detaillierte bibliografische Daten sind im Internet über http://dnb.d-nb.de abrufbar.



3. Auflage 2018


Druck: finidr
Printed in the EU
Satz: Norbert Novak, MEDIA-*N*.at
Umschlagbild: © Allen Graham – PDImages, shutterstock.com
ISBN 978-3-7089-1599-9

# VORWORT

Im vorliegenden Buch finden sich Fallbeispiele mit dem Schwerpunkt in der Gesundheits- und Krankenpflege unter Berücksichtigung der Kompetenzen der Pflegeassistenz- bzw. Pflegefachassistenzberufe.

Die Fallbeschreibungen aus der Praxis beinhalten auch Tätigkeiten im Rahmen der Mitwirkung bei Diagnostik und Therapie. Die aus den Fallbeispielen resultierenden Fragestellungen dienen zur Reflexion der in der Ausbildung gelernten Inhalte und zur Förderung der Vernetzungskompetenz.

Zur Überprüfung der Richtigkeit der eigenen Lösungen dienen die in der Ausbildung verwendete Fachliteratur und die freie Lern-App zum Buch. Die Bearbeitung der einzelnen Situationsdarstellungen ermöglicht den Auszubildenden eine Standortbestimmung hinsichtlich der eigenen Kompetenzen. Neben der Fach- und Handlungskompetenz wird auch die Entwicklung der Personal- und Sozialkompetenz gefördert.

Für den Umgang mit den multiplen Herausforderungen im Pflegealltag werden hoch qualifizierte Pflegepersonen benötigt, die ganzheitlich beobachten und adäquat handeln können, dieses Handeln aber ableiten können von einem umfassenden theoretischen und handlungsorientierten Wissen.

Auch die kommissionelle Abschlussprüfung in der Pflegeassistenz- und Pflegefachassistenzausbildung wird anhand von Fallbeispielen vorgenommen. Das ermöglicht kompetenzorientiertes Prüfen, wobei schnell ersichtlich wird, ob das theoretische Wissen in die Praxis transferiert werden kann.

Das vorliegende Buch fördert die Fähigkeit, Menschen in ihrer Ganzheitlichkeit wahrzunehmen, um eine individuell auf deren Bedürfnisse abgestimmte Pflege und Betreuung zu ermöglichen.

*Monika Kogler, Monika Reiter*

# INHALT

# EINLEITUNG

Dieses Arbeitsbuch ermöglicht Auszubildenden der Pflege(fach)assistenz, anhand praxisorientierter Fallbeispiele das in der Theorie Gelernte mit praktischen Beispielen zu vernetzen. Auch für Lehrende und Pflegende im Praxisalltag bietet dieses Arbeitsbuch eine hilfreiche Grundlage um SchülerInnen in der theoretischen und in der praktischen Ausbildung zu fördern und zu fordern.
Aufgebaut sind die Fallbeispiele nach dem Modell der „Aktivitäten des täglichen Lebens" (ATL). Der Bereich „Pflegeassistenz bei diagnostischen und therapeutischen Maßnahmen" wurde ebenfalls in komplexe Fallbeispiele integriert.
Um die inhaltlichen Schwerpunkte der einzelnen Fallbeispiele darzustellen, wurden den ATL Symbole zugeordnet.

**Wach sein und schlafen**
**Sich bewegen**
**Sich waschen und kleiden**
**Essen und Trinken**
**Ausscheiden**
**Körpertemperatur regulieren**
**Atmen**
**Für Sicherheit sorgen**
**Raum und Zeit gestalten**
**Kommunizieren**
**Sich als Mann oder Frau fühlen**
**Sinn finden im Werden, Sein, Vergehen**
**Pflegeassistenz bei diagnostischen und therapeutischen Maßnahmen**
PFA **Pflegefachassistenz**

In diesem Arbeitsbuch finden sich Fallbeispiele, die sich mit einer einzelnen Lebensaktivität auseinandersetzen, und auch komplexe Fallbeispiele aus mehreren Lebensaktivitäten. Anhand der Symbole ist erkennbar, welche ATL im Fallbeispiel bearbeitet werden.
Zur Erarbeitung der Lösungen verwenden Sie bitte Ihre Unterlagen/Skripten und Fachliteratur, die dem jeweiligen Fach entsprechend in Ihrem Ausbildungsinstitut verwendet werden.
Das Arbeitsbuch bietet eine gute Grundlage zur Vernetzung von Theorie und Praxis in der Ausbildung zur Pflege(fach)assistenz, und ermöglicht auch in weiterführenden Ausbildungen, wie z. B. zum Fachsozialbetreuer, eine Vernetzung zur Grundausbildung in der Gesundheits- und Krankenpflege.

Herr M. ist 89 Jahre alt und ist seit einer Woche im Seniorenheim. Sie haben Nachtdienst und kommen ins Zimmer von Herrn M. um ihn zu fragen, ob er noch einen Wunsch hat. Beim Gespräch gibt er an, in den letzten beiden Nächten „kein Auge zugemacht zu haben". In der Pflegeanamnese findet sich kein Hinweis auf Schlafstörungen. Es bestehen derzeit auch keine Erkrankungen, die die Schlafstörungen erklären würden.

**1. Was können Sie dem Bewohner anbieten, um seine Schlafstörung zu lindern?**

2. Welche Arten von Schlafstörungen kennen Sie? Welche Störung liegt bei Herrn M. vor?

3. Worauf achten Sie, um eine schlaffördernde Atmosphäre zu schaffen?

Frau S., 86 Jahre alt, ist seit vielen Jahren im Altenheim. In letzter Zeit hat ihre Mobilität stark abgenommen. Frau M. äußert immer wieder Schmerzen beim Gehen und möchte nur kurze Strecken zurücklegen. Vor allem beim Aufstehen hat Frau S. große Schmerzen. In der Nacht wird sie durch die Schmerzen oft wach und fühlt sich morgens nicht ausgeruht. Frau M. möchte die vom Arzt verordneten Schmerztabletten nicht nehmen, weil sie davon Magenschmerzen bekommt.

**1. Wie können Sie Frau S. bezüglich ihrer Schlafstörungen unterstützen? Welche Art von Schlafstörung hat Frau S.?**

2. Worauf achten Sie im Bezug auf Mobilität bei Frau S.?

3. Wie können Sie Frau S. zu einer angenehmen Nachtruhe verhelfen?

Frau L. ist 96 Jahre alt und lebt seit 3 Jahren im Altenheim. Sie ist noch selbstständig und braucht lediglich bei der Körperpflege etwas Unterstützung. Sie hilft im Stationsbetrieb gerne mit und deckt jeden Tag den Tisch für das Mittagessen. Frau L. macht jeden Tag nach dem Mittagessen ein Mittagsschläfchen und steht nach ca. 2 Stunden Schlaf zum Nachmittagskaffee auf. Danach bleibt sie bis zum Abendessen um 17 Uhr im Aufenthaltsraum und liest gerne. Frau L. ist nach dem Abendessen immer sehr müde und möchte daher schon um 18 Uhr zu Bett gehen. Da Frau L. ab 2 Uhr morgens wach ist, haben einige Kolleginnen vorgeschlagen, dass der Hausarzt Frau L. bei der nächsten Visite ein Schlafmittel verordnen soll.

**1. Welche Alternativen zur Schlafmittelgabe gibt es? Nennen Sie mindestens 3!**

2. Wie verändert sich das Schlafbedürfnis im Alter? Wozu brauchen wir Schlaf?

3. Welche Veränderungen des Bewusstseins kennen Sie? Wodurch sind sie gekennzeichnet?

Sie arbeiten seit ca. 6 Monaten in einem Altenheim. Sie konnten sich gut einarbeiten und haben bisher nur tagsüber gearbeitet. Heute haben Sie das erste Mal Nachtdienst.

**1. Welche Aufgaben haben Sie im Nachtdienst?**

2. Unter welchen Voraussetzungen dürfen Sie als PflegeassistentIn Nachtdienst machen? Wann ist ein Dienst ein Nachtdienst?

3. Wie können Sie sich auf den Nachtdienst vorbereiten? Wie gestalten Sie den Tag nach dem Nachtdienst?

Julia ist 12 Jahre alt, leidet seit ihrer Geburt an einer spastischen Lähmung und hat eine Beeinträchtigung der geistigen Leistungsfähigkeit. Sie wohnt in der Wohngruppe für beeinträchtigte Kinder, in der Sie arbeiten. Julia sitzt im Rollstuhl und hat schon seit einiger Zeit eine rote Stelle im Durchmesser von ca. 5 cm im Sakralbereich, die laut Pflegeplanung mit einer speziell zubereiteten Salbenmischung versorgt wird. Während Julia in der Schule ist, kümmert sich eine Vertrauenslehrerin um die Inkontinenzversorgung. Ihnen fällt auf, dass die Rötung im Sakralbereich sich in den letzten Tagen verschlechtert hat.

**1. Wie können Sie unterstützen, dass Julia auch während der Schulzeit optimal versorgt wird?**

2. Welche zusätzlichen Komplikationen können auftreten? Wie können Sie diese verhindern?

3. Welche Berufsgruppen sollten in die Betreuung von Julia integriert werden?

Im Rahmen der mobilen Altenpflege besuchen Sie Herrn W., 75 Jahre alt. Herr W. wurde vorgestern nach einer Hüftoperation aus dem Krankenhaus entlassen. Zur Thromboseprophylaxe benötigt Herr W. täglich morgens eine subkutane Injektion von Arixtra®, an beiden Beinen ist ein Kompressionsverband mit Kurzzugbinden anzulegen.

**1. Informieren Sie sich über die Handhabung der Fertiginjektion von Arixta® und fassen Sie wesentliche Punkte zusammen.**

2. Welche Wirkung wird durch die Bandagen erzielt?

3. Welche Grundsätze sind beim Bandagieren der Beine zu beachten?

Frau K. ist 94 Jahre alt und lebt seit 10 Jahren im Altenheim. Sie hat sich beim Einzug ins Altenheim Teile ihrer Möbel mitgebracht, neben ihrer Lieblingskommode hat sie auch ihr eigenes Bett mitgenommen. Bisher war Frau K. selbstständig, nach einem Insult vor 2 Monaten ist sie nun seit ein paar Tagen wieder zurück im Altenheim. Die Bewohnerin hat eine Hemiplegie mit ausgeprägter Schluckstörung und einen transurethralen Blasenkatheter und ist daher auf Ihre Unterstützung angewiesen.

**1. Welche rückenschonenden Maßnahmen setzen Sie ein? Sind dafür Veränderungen im Zimmer von Frau K. notwendig? Wenn ja, welche?**

2. Worauf achten Sie beim Wäschewechsel des Bettes, wenn Frau K. das Bett nicht verlassen kann?

3. Welche Lagerungshilfsmittel können Sie Frau K. anbieten?

Frau D., 89 Jahre, lebt seit 4 Jahren im Altenheim. Vor 2 Monaten hatte sie einen Insult und eine Hemiplegie rechts, sie ist seit gestern wieder im Heim. Trotz Reha-Aufenthalts ist Frau D. fast immobil. Sie kann nur im Bett mobilisiert werden, da sie bei Mobilisationsversuchen bisher immer kollabiert ist. Im Pflegebegleitschreiben der Reha-Klinik wird empfohlen, mit Frau D. regelmäßig Bewegungsübungen durchzuführen. Es wird eine Hautrötung in der Größe von ca. 2 × 2 cm im Sakralbereich beschrieben.

**1. Wie können Sie Bewegungsübungen mit Frau D. durchführen?**

2. Welche Möglichkeiten haben Sie, um die Dekubitusgefahr von Frau D. einzuschätzen? Welche Pflegeangebote erscheinen Ihnen sinnvoll?

3. Welche Dekubitusgrade unterscheidet man?

Das Auftreten einer venösen Thrombose ist ein Ereignis, das uns im Erwachsenenalter häufig und unerwartet betrifft und sowohl im Alltag als auch im Krankenhaus und im Altenheim allgegenwärtig ist. Daher haben Sie an dieser Stelle Gelegenheit, sich mit dem Thema Entstehung und Vermeidung einer venösen Thrombose zu beschäftigen.

**1. Im Rahmen der eigenen und patientenbezogenen Gesundheitsfürsorge zeigen Sie bitte gefährdete Personengruppen und Risikofaktoren auf.**

2. Beschreiben Sie die Ursachen (Virchow-Trias), die bei einer Entstehung der venösen Thrombose zusammenwirken.

3. Nehmen Sie anhand der begünstigenden Faktoren zur Entwicklung einer Thrombose eine eigene Risikoeinschätzung vor. Welche Thromboseprophylaxen wären für Sie bei einer langen Flugreise zutreffend?

**Eigene Risikofaktoren**

▶

▶

▶

▶

**Eigene Thromboseprophylaxen bei Flugreisen**

▶

▶

▶

▶

Herr B., 78 Jahre, wurde nach einem Oberschenkelhalsbruch operiert und hat den 1. postoperativen Tag. In der Nacht gab es keine Besonderheiten, Herr B. hat gut geschlafen und hat noch von der Nachtdienstpflegerin eine Kurzinfusion gegen Schmerzen bekommen. Sie sollen Herrn B. bei der Körperpflege behilflich sein. Der Patient hat noch Bettruhe, darf aber mit dem Oberkörper erhöht positioniert werden.

**1. Wie weit unterstützen Sie Herrn B. bei der Körperpflege? Was darf der Patient selbstständig durchführen?**

2. Worauf achten Sie im Rahmen der Körperpflege? Wie verhalten Sie sich, wenn Ihnen Veränderungen auffallen?

3. Welche Kleidung soll Herr B. tragen?

Herr O., 87-jährig, ist bettlägerig und freut sich auf das Bad, das er einmal pro Woche bekommt. Herr O. legt großen Wert darauf, beim Baden nass rasiert zu werden. Da der Bewohner seit einigen Wochen einen Nagelpilz hat, gestaltet sich die Nagelpflege zunehmend schwieriger.

**1. Worauf achten Sie bei der Vorbereitung des Vollbades für Herrn O.?**

2. Wie führen Sie die Nassrasur durch?

3. Worauf achten Sie bei der Nagelpflege?

Frau A., 87 Jahre, hatte vor 2 Wochen einen Insult und ist seit einigen Tagen bei Ihnen auf der Akutgeriatrie. Vor dem Schlaganfall hatte sich Frau A. zu Hause alleine versorgt, und ihr größter Wunsch ist es, wieder in ihr Haus zurückzukehren. Um dieses Ziel zu erreichen, arbeitet Frau A. hart an sich, sie möchte alles selbst machen und versucht, trotz ihrer Halbseitenlähmung links wieder mobil zu werden. Die Patientin kann mit der Unterstützung einer Pflegeperson und einem Rollator schon kurze Strecken gehen. Da Frau A. sehr viel Wert auf ihr Äußeres legt, hat sie den Wunsch geäußert, dass sie gerne duschen möchte, um sich ihre Haare wieder richtig waschen zu können. Frau A. hat seit dem Insult Probleme mit ihrer Zahnprothese, durch die Facialisparese passt diese nicht mehr richtig. Die Patientin klagt seit gestern über ein Brennen im Mund. Sie möchte aber ihre Zahnprothese nur zum Reinigen herausnehmen und auch nachts tragen. Da das linke Augenlid nicht vollständig geschlossen werden kann, bekommt Frau A. 2-mal täglich eine Augensalbe verabreicht.

**1. Worauf achten Sie, wenn Sie Frau A. beim Duschen unterstützen?**

2. Worauf achten Sie bei der Prothesenpflege?

3. Wie applizieren Sie die Augensalbe korrekt?

Frau K. ist 92 Jahre alt und mobil, sie lebt mit ihrer Tochter in einem Haus. Gestern stürzte Frau K. im Garten. Nach einer ersten Untersuchung durch den Hausarzt kam Frau K. mit Verdacht auf einen Schwächeanfall gestern Abend ins Krankenhaus. Laut Übergabe der Nachtdienstpflegerin gab es in der Nacht keine Besonderheiten. Da Frau K. zu den noch geplanten Untersuchungen nicht nüchtern sein muss, werden Sie beauftragt, Frau K. beim Frühstücken zu unterstützen und das Gewicht von Frau K. festzustellen.

**1. Wie können Sie Frau K. beim Frühstücken behilflich sein? Worauf achten Sie?**

2. Worauf achten Sie beim Abwiegen von Frau K.?

3. Worüber gibt das Gewicht Aufschluss? Welche Faktoren sind zu berücksichtigen?

Frau A. ist 91 Jahre alt und lebt seit einigen Jahren im Altenheim. Bisher war Frau A. in der Lage, selbstständig zu essen. Seit einer Pneumonie vor zwei Wochen braucht sie aber Unterstützung bei der Nahrungsaufnahme, da die Erkrankung Frau A. sehr geschwächt hat. Daher nimmt die Bewohnerin das Essen auch im Bett ein. Seit der Erkrankung hat Frau A. ihre Zahnprothese nicht mehr getragen.

**1. Worauf achten Sie bei der Unterstützung der Nahrungsaufnahme?**

2. Wie können Sie eine eventuelle Aspiration erkennen? Wie reagieren Sie?

3. Wie führen Sie die Mundpflege bei Frau A. durch?

David ist 10 Jahre alt, er leidet seit seiner Geburt an einer stark ausgeprägten spastischen Lähmung. Da er beim Essen immer wieder aspirierte und schon einige Pneumonien hatte, bekam er im letzten Jahr eine PEG-Sonde zur Nahrungsaufnahme. David trinkt gerne Cola und bekommt täglich ein Glas davon, eingedickt oral eingegeben. Die restliche Nahrung und seine Medikamente bekommt er über die PEG-Sonde.

**1. Was ist eine PEG-Sonde? Worauf achten Sie bei der Pflege der Sonde?**

2. Welche Möglichkeiten der Nahrungsverabreichung über eine PEG-Sonde kennen Sie? Worauf ist dabei zu achten?

3. Was ist bei der Verabreichung von Medikamenten durch die PEG-Sonde zu beachten?

Herr R., 78 Jahre, wohnt im Seniorenheim. Durch seine Gehbehinderung gelingt es ihm in letzter Zeit häufig nicht, rechtzeitig die Toilette aufzusuchen. Diese Situation ist für ihn sehr belastend.

**1. Was können Sie Herrn R. zur Lösung dieses Problems anbieten?**

2. Wozu könnte diese belastende Situation bei Herrn R. führen?

3. Welche Inkontinenz fördernden Faktoren bei alten Menschen kennen Sie?

Das Auftreten einer Obstipation ist ein häufiges Thema, das jedes Lebensalter betrifft und sowohl im Alltag als auch im Krankenhaus und im Altenheim allgegenwärtig ist. Daher haben Sie an dieser Stelle Gelegenheit, selbst (Fall-)Beispiele aufzuzeigen und zu lösen.

**Zeigen Sie bitte im Rahmen der eigenen und patientenbezogenen Gesundheitsfürsorge mindestens sechs Ursachen von Obstipation und Vorkommen anhand von Beispielen auf und beschreiben Sie die der Situation entsprechenden Obstipationsprophylaxen.**

Beispiel 1:

Beispiel 2:

Beispiel 3:

Frau K., 55 Jahre, wurde vor 10 Tagen wegen einer schwerwiegenden Entzündung am linken Unterschenkel im Krankenhaus aufgenommen. Sie teilt sich mit zwei anderen Patientinnen das Krankenzimmer. Bei der Dienstübergabe wird Ihnen berichtet, dass Frau K. weiterhin strenge Bettruhe hat und dass sie über zunehmendes Völlegefühl, Bauchschmerzen und Appetitlosigkeit klagt. Frau K. berichtet Ihnen, dass sie zu Hause nie Probleme mit der Stuhlausscheidung hat.

**1. Welche Ursachen für die Probleme mit Stuhlausscheidung können im Fall von Frau K. zutreffen?**

2. Was können Sie Frau K. anbieten, um ihr Wohlbefinden zu steigern?

3. Nennen Sie mögliche Farbveränderungen und Beimengungen der Stuhlausscheidung und deren Ursachen (je 4 Beispiele):

Bei Frau B., 45 Jahre, schlank und sportlich, wurde eine hohe Eiweißausscheidung im Spontanharn festgestellt. Eine Untersuchung ihres 24-Stunden-Harns und des Morgenharns (Mittelstrahlharn) wurde für morgen bei der Visite angeordnet.

**1. Was werden Sie für diese Untersuchungen vorbereiten?**

2. Welche Informationen benötigt die Patientin in diesem Fall?

3. Frau B. möchte von Ihnen wissen, woraus sich Harn zusammensetzt und weshalb sich Harnfarbe und -menge nach intensivem Sport verändern.

Nach einem Schlaganfall wird Frau S., 77 Jahre alt, aus dem Krankenhaus entlassen und kommt wieder in die vertraute Umgebung des Altenheimes zurück. Der Dauerkatheter musste noch belassen werden. Frau S. braucht bei der Körperpflege nur geringfügig Unterstützung.

**1. Worauf ist bei der Pflege mit liegendem Dauerkatheter zu achten? Geben Sie das notwendige Wissen an Ihre Klientin weiter.**

2. Nennen Sie die Eintrittspforten von Keimen bei liegendem Dauerkatheter mit geschlossenem Ablaufsystem.

3. Eines Morgens ist der Harn im Harnbeutel plötzlich rötlich verfärbt. Wie gehen Sie mit dieser Situation um?

Mehrere KlientInnen einer Station im Altenheim leiden unter akuter Diarrhö. Herr O., 83 Jahre alt, orientiert, kontinent und mit Gehhilfe gut fortbeweglich, ist auch an Diarrhö erkrankt. Seit gestern liegt Herr O. im Bett, weil er sich sehr schwach fühlt. Nachts hatte er weiterhin mehrfach flüssige Stühle und beim Gang zur Toilette war er sehr unsicher, seine Perianalregion schmerzte ihn bereits sehr. Außerdem berichtet die Nachtdienstpflegerin, dass Herr O. morgens einen verwirrten Eindruck machte.

**1. Wie schätzen Sie die Situation von Herrn O. ein und wie werden Sie ihn pflegerisch unterstützen?**

2. Welche Symptome und Folgen kann großer Flüssigkeitsverlust durch Diarrhö verursachen?

3. Was können Sie dazu beitragen, dass sich die Infektion im Altenheim nicht weiter ausbreitet?

Herr M., 73 Jahre alt, lebt alleine in seiner Wohnung und versorgt sich selbst. Heute wurde er stationär aufgenommen, da er hohes Fieber und Kreislaufbeschwerden hat und stark exsikkiert ist. Sein Ernährungszustand ist stark herabgesetzt. Bei den Untersuchungen wurde eine bakterielle Infektion der Atemwege festgestellt. Als Sie sein Zimmer betreten, klagt Herr. M., der noch vor 20 Minuten über ein starkes Kältegefühl und Schüttelfrost berichtet hat, dass ihm jetzt „glühend heiß" sei.

**1. Mit welchen pflegerischen Maßnahmen können Sie Herrn M. unterstützen?**

2. Welche Risiken bestehen bei Herrn M. und welche Kontrollen der Körperfunktionen werden Sie durchführen?

3. Welche Prophylaxen sind bei Herrn M. notwendig?

Frau S., 79 Jahre, nimmt seit ihrem letzten Krankenhausaufenthalt Unterstützung durch die Mobile Altenpflege an. Sie leidet unter einer arteriellen Verschlusskrankheit ihres rechten Beines.

Als Sie heute kommen, wartet der Gatte bereits aufgeregt auf Sie, da es seiner Frau heute so schlecht geht, dass sie nicht aufstehen kann. Als Sie sich einen Überblick über die Situation verschaffen, stellen Sie fest, dass Frau S. sehr blass aussieht und stark schwitzt. Kleinperliger, kalter Schweiß bedeckt ihr Gesicht und den Körper, sie zittert und friert.

**1. Was könnten Ursachen für diese Symptome sein?**

2. Wie gehen Sie mit dieser Situation um?

3. Welche Faktoren der Wärmebildung und Wärmeabgabe kennen Sie?

Sie beginnen Ihren Mittagsdienst auf der HNO-Abteilung. Auf dieser Abteilung werden sowohl Kinder als auch Erwachsene betreut und behandelt. Ihre erste Aufgabe für heute ist die Feststellung der Körpertemperatur bei Ihren PatientInnen. Unter Ihren PatientInnen befinden sich vier Kinder, die gemeinsam in einem Zimmer untergebracht sind. Bei Fieber über 39°C sollen bei den Kindern Wadenwickel zur Senkung der Körpertemperatur angewendet werden. Frau T. ist sehr unruhig und verwirrt. Bei den anderen Patienten liegen keine Besonderheiten bezüglich Temperaturermittlung vor.

**1. Welche allgemeinen Grundsätze bei der Ermittlung der Körpertemperatur gilt es zu beachten?**

2. Welche Art der Temperaturmessung würden Sie bei Ihren unterschiedlichen PatientInnen bevorzugen? Begründen Sie!

3. Bei der 8-jährigen Anna stellen Sie 39,6°C Fieber fest. Was machen Sie?

Eine junge Patientin mit 17 Jahren wird somnolent an der Internen Überwachungsstation aufgenommen. Ihre Atmung zeigt regelmäßige, große, sehr tiefe Atemzüge ohne Pause. Zudem riecht die Ausatmungsluft nach Aceton.

**1. Wie heißt dieser Atemtyp und bei welcher Erkrankung ist er zu beobachten?**

2. Beschreiben Sie Ursachen für Veränderungen des Atemgeruches.

3. Nach welchen Kriterien und wie führen Sie eine Atemkontrolle durch?

Herr K., 84 Jahre, befindet sich erst seit kurzer Zeit im Altenheim, sein Allgemeinzustand ist stark reduziert. Derzeit leidet er unter einem fieberhaften Infekt mit stark produktivem Husten. Das Abhusten des Sekrets strengt Herrn K. sehr an.

**1. Welche Beeinträchtigungen können durch das starke Husten bei Herrn K. auftreten?**

2. Welche positiven Auswirkungen könnte die atemstimulierende Einreibung für Herrn K. haben?

3. Beschreiben Sie Ziele und Maßnahmen der Pneumonieprophylaxe.

Ziele:

▶

▶

▶

▶

Maßnahmen:

▶

▶

▶

▶

Atmen ist der Natur nach ein physiologischer Vorgang, von dem unser Leben abhängt. Ohne Atmung kein Sauerstoff, ohne Sauerstoff kein menschliches Leben.
Dieser Bedeutung soll mit diesem Beispiel Ausdruck verliehen werden. Im Rahmen der eigenen und patientenbezogenen Gesundheitsfürsorge ist es wichtig, dass Sie auch Ihre eigene Atmung wahrnehmen und sich damit beschäftigen.

**1. Welche Faktoren beeinflussen unsere Atmung?**

2. Nehmen Sie Ihre Atmung und Körperhaltung wahr und beschreiben Sie häufige „Atemfehler“ (drei Beispiele).

3. Welches Atemtraining könnte man im Rahmen der Gesundheitsförderung auch in Gruppen und im Altenheim anbieten?

Frau L., 56 Jahre, verwitwet, lebt alleine zu Hause und ist in allen ATL selbstständig. Frau L. verspürt beim Aufstehen aus dem Sitzen oder Liegen ein starkes Schwindelgefühl, wie lange sie die Beschwerden schon hat, weiß sie nicht genau. Sie berichtet, dass sie gestern Morgen beim Aufstehen fast gestürzt wäre. Ihr Hausarzt hat sie für heute zur Abklärung des Schwindels mit der Fragestellung „Orthostatische Dysregulation?" im Krankenhaus angemeldet.

***Medikamentenanamnese:***

| | | |
|---|---|---|
| *Concor plus* | *5 mg* | *1 – 0 – 0 – 0* |
| *Temesta* | *2,5 mg* | *0 – 0 – 0 – 1* |
| *Thyrex* | *0,16 mg* | *1 – 0 – 0 – 0* |
| *Glucophage* | *500 mg* | *0 – 0 – 1 – 0* |
| *Diamicron MR* | *30 mg* | *1 – 0 – 0 – 0* |

**1. Welche Kontrollen sind aufgrund dieser medikamentösen Therapie durch das Pflegepersonal durchzuführen?**

2. Beschreiben Sie Wesentliches zur orthostatischen Dysregulation wie Symptome, Ursachen und Gegenmaßnahmen.

3. Nennen Sie wichtige Punkte in der Handhabung von Kompressionsstrümpfen der Klassen II und III.

Seit einigen Wochen besuchen Sie im Rahmen des mobilen Dienstes einmal wöchentlich das Ehepaar M., beide 82 Jahre alt.

Herr und Frau M. brauchen Unterstützung beim Duschen. Bei beiden sollen Sie zusätzlich den Blutdruck und Puls kontrollieren. Frau M. berichtet Ihnen, dass ihr Herz seit gestern so „stolpere" und dass sie das bei sich gar nicht kenne. Bei Frau M. ermitteln Sie einen Blutdruck von 105/80 mm Hg, der Pulsschlag ist sehr unregelmäßig. Vor Sorge um seine Frau hat Herr M. einen stark erhöhten Blutdruck von 230/105 mm Hg. Für den Notfall hat er eine Nitro® Zerbeißkapsel verordnet bekommen.

**1. Wie gehen Sie bei dem Ehepaar M. weiter vor?**

2. Beschreiben Sie wichtige Punkte bei der Vorbereitung zur Blutdruckmessung.

3. Was ist ein Zwillingspuls und wie wäre der Normwert von RR bei dem Ehepaar M.?

Auf einer gemischten Internen Station befindet sich seit gestern die 12-jährige Johanna. Johanna hatte gestern einen akuten Asthmaanfall.

**1. Was ist ein Asthmaanfall? Welche Körperfunktionen sind zu überwachen?**

2. Welche Unterstützung benötigt Johanna von Ihnen, wenn ein neuerlicher Asthmaanfall auftritt?

3. Erklären und üben Sie mit Johanna den Umgang mit einem Dosieraerosol.

Herr K., 48 Jahre, ist zu Hause im Badezimmer ausgerutscht und so gestürzt, dass er sich dabei eine stark blutende Wunde an der Stirn zugezogen hat. Eine kurze Zeit war er bewusstlos. Er bleibt zur Beobachtung im Krankenhaus.

**1. Welche Kontrollen werden Sie durchführen?**

2. Was würden Sie unternehmen, wenn sich eine Bradykardie entwickelt? Was könnte dies im vorliegenden Fall bedeuten?

3. Beschreiben Sie die Veränderungen der Pulsqualität betreffend die Spannung und die Füllung.

Frau W., 76 Jahre alt, wurde letzte Woche operiert, sie kam zur geplanten Gebärmutterentfernung. Diese wurde mittels Bauchschnitt durchgeführt. Postoperativ hatte Frau W. zwei Wunddrainagen und einen Dauerkatheter.
Die Wunddrainagen wurden am 2. und 3. postoperativen Tag entfernt, der Dauerkatheter nach 5 Tagen. Nach der Entfernung des Katheters gab Frau W. an, dass sie beim Harnlassen ein Brennen verspüre. Eine Untersuchung des Harns bestätigte den Verdacht, dass Frau W. einen Harnwegsinfekt hat. Der Arzt verordnete Frau W. ein Antibiotikum und eine Trinkmenge von mindestens 2 Litern pro Tag.

**1. Worauf achten Sie, wenn Sie die Operationswunde und die Drainageeinstichstellen beobachten? Welche Veränderungen müssen an den gehobenen Dienst weitergegeben werden?**

2. Welche unterstützenden Maßnahmen können Sie Frau W. im Bezug auf den Harnwegsinfekt anbieten?

3. Auf welche Parameter achten Sie, um eventuelle Komplikationen wie eine Wundinfektion rechtzeitig zu erkennen?

Herr K., 86 Jahre alt, wurde vor zwei Wochen operiert, da er sich nach einem Sturz einen Oberschenkelhalsbruch zugezogen hatte. Die Wundheilung verlief per primam. Allerdings klagte Herr K. drei Tage nach der Operation über Schmerzen beim Atmen. Beim Mobilisieren wurde er schnell kurzatmig und so verbrachte Herr K. die nächsten Tage fast nur im Bett. Vor fünf Tagen bekam er auch noch Fieber. Bei der Visite äußerte der Arzt den Verdacht, dass Herr K. eine Pneumonie habe, daher verordnete er ein Antibiotikum. Das angeordnete Lungenröntgen bestätigt den Verdacht des Arztes.

**1. Wie nennt man im Krankenhaus erworbene Infektionen? Welche Maßnahmen sollen diese verhindern?**

2. Wie können Sie sich vor Infektionen im Rahmen Ihrer Tätigkeit schützen?

3. Wie führen Sie eine korrekte Händedesinfektion durch?

Das Ehepaar K., beide 78 Jahre alt, hat sich entschieden, seinen Lebensabend im Altenheim zu verbringen. Beide sind noch großteils mobil, es ist ihnen jedoch wichtig, gut versorgt zu sein, falls einer von ihnen pflegebedürftig wird. Herr und Frau K. waren immer sehr aktiv, sie sind immer für ihre Kinder und Enkelkinder da, bei Aktivitäten des Pensionistenvereins sind sie immer dabei. Bevor das Ehepaar ins Heim übersiedelt, will es wissen, ob es auch weiter seinen Hobbys nachgehen kann. Sie führen gemeinsam mit der Pflegedienstleitung das Beratungsgespräch und sollen Herrn und Frau K. ihr zukünftiges Zuhause zeigen.

**1. Welche Informationen über die zukünftigen BewohnerInnen sind für die Pflege von Bedeutung? Wie kommen Sie zu diesen Informationen?**

2. Welche Aktivitätsmöglichkeiten hat das Paar im Altenheim?

3. Wie können die sozialen Kontakte von Herrn und Frau K. erhalten und gefördert werden?

Frau A. ist 89 Jahre alt und zieht heute ins Altenheim. Nachdem sie ihr Zimmer bezogen hat, werden Sie beauftragt, das Anamnesegespräch zu führen und Frau A. alle wichtigen Informationen weiterzugeben.

**1. Wie könnte die erste Kontaktaufnahme mit Frau A. aussehen? Worauf achten Sie im Speziellen?**

2. Welche Fragen erscheinen Ihnen wichtig? Was ist bei einem Anamnesegespräch zu beachten?

3. Welche Informationen sind für Frau A. wesentlich? Wie vergewissern Sie sich, dass Frau A. alles richtig verstanden hat?

Frau K. leidet unter einer Alzheimer-Demenz. Sie hat Schwierigkeiten wieder in ihr Zimmer zu kommen, irrt oft im Haus herum. Da sie oft im Bett ihrer Zimmernachbarin liegt, gibt es zwischen den beiden Damen immer wieder Streit. Auch jetzt, als Sie ins Zimmer der beiden kommen. Es stellt sich heraus, dass Frau K. glaubt, dass ihre Nachbarin Geld von ihr gestohlen hat. Sie ist sehr aufgebracht und fordert ihr Geld zurück.

**1. Wie reagieren Sie?**

2. Wie können Sie solche Zwischenfälle in Zukunft verhindern?

3. Wie können Sie Frau K. helfen, dass sie sich auf der Station besser zurechtfindet?

Herr M., 89 Jahre alt, kam gestern mit unklaren Unterbauchbeschwerden akut zur Aufnahme. Außer einem Insult, den Herr M. vor 5 Jahren hatte, gibt es laut Anamnese keine Grunderkrankungen. Herr M. stammt aus dem Kosovo, laut Übergabe versteht er schlecht Deutsch und spricht sehr schlecht verständlich. Die Erstuntersuchung durch den diensthabenden Arzt ergab vorerst keinen Befund, daher ist für heute ein „Abdomen leer" und eine Blutuntersuchung angeordnet. Als Sie ins Zimmer kommen, um Herrn M. ins Röntgen zu schicken, sitzt er zusammengekauert im Bett und reagiert nicht auf Sie. Als Sie Herrn M. auf die Schulter greifen, um auf sich aufmerksam zu machen, sehen Sie, dass er ein Hörgerät trägt.

**1. Wie versuchen Sie Herrn M. mitzuteilen, dass Sie ihn ins Röntgen begleiten wollen?**

2. Woran denken Sie, wenn Sie sich die Körperhaltung von Herrn M. ansehen?

3. Worauf achten Sie bei der Pflege von Hörgeräten?

Frau W. ist 96 Jahre alt, sie wurde gestern Abend mit einem Oberschenkelhalsbruch eingeliefert und gleich operiert. Frau W. war bisher ganz selbstständig und hat sich zu Hause alleine versorgt. Nach der Operation hat Frau W. noch Bettruhe und Sie sollen ihr bei der Körperpflege behilflich sein. Sie liegt in einem 4-Bett-Zimmer, das voll belegt ist. Als Sie ins Zimmer kommen, sich bei der Patientin vorstellen und ihr mitteilen, dass Sie ihr bei der Körperpflege behilflich sein wollen, lehnt Frau W. dies ab. Sie sagt, dass sie ohnehin morgen wieder aufstehen könne und sich dann, wie zu Hause, selbst waschen möchte. Da sie mit ihren 96 Jahren bisher keine Hilfe gebraucht hätte, wolle sie damit erst gar nicht anfangen. Außerdem sei eine so alte Frau für einen jungen Menschen kein schöner Anblick.

**1. Wie verhalten Sie sich? Wie können Sie Frau W. animieren, sich doch bei der Körperpflege helfen zu lassen?**

2. Wie können Sie in einem 4-Bett-Zimmer die Intimsphäre von Frau W. wahren?

3. Worauf achten Sie bei der Durchführung der Körperpflege im Bezug auf Nähe und Distanz?

Frau L., 76 Jahre, hat nach einer Pneumonie einen sehr schlechten Allgemeinzustand. Seit 2 Tagen isst sie nicht mehr, trinkt nur nach mehrmaliger Aufforderung einige Schlucke Tee. Da sich der Zustand von Frau L. so verschlechtert hat, wurden die Angehörigen benachrichtigt. Die Tochter von Frau L. ist nun da und möchte wissen, wie es um ihre Mutter steht. Frau L. ist so geschwächt, dass sie nur unverständlich spricht und kaum zu verstehen ist.

**1. Welche Auskunft können Sie der Tochter von Frau L. geben?**

2. Wie können Sie die Tochter von Frau L. in die Pflege/Begleitung mit einbinden?

3. Welche Pflegemaßnahmen stehen für Sie im Vordergrund?

Sie arbeiten seit 3 Jahren als Pflegeassistentin auf der onkologischen Station. Die Arbeit hat Ihnen immer Spaß gemacht. Im Team war es stets möglich, belastende Situationen, wie das Versterben von PatientInnen zu besprechen. Seit einigen Monaten hat sich auf der Station einiges verändert: Einige KollegInnen haben das Team durch Pensionierung und Karenz verlassen. Seit letztem Monat sind 4 neue Kolleginnen im Team, die sich noch in der Einlernphase befinden, daher mussten Sie den geplanten Urlaub um zwei Monate verschieben. Die PatientInnen, die derzeit auf der Station sind, sind sehr pflegeintensiv und in Ihrem letzten Dienst sind 3 PatientInnen verstorben. Sie fühlen sich ausgepowert und müde, sind oft schlecht gelaunt und können sich auch in der Freizeit kaum aufraffen, etwas zu unternehmen. Selbst Ihr wöchentliches Treffen mit Ihren Freundinnen empfinden Sie als Belastung. Daher haben Sie seit 2 Wochen nicht mehr daran teilgenommen.

**1. Warum fühlen Sie sich so antriebslos? Was können Sie dagegen tun?**

2. Welche Belastungen bringt der Pflegeberuf mit sich?

3. Welche Möglichkeiten gibt es im Team, um diese schwierige Arbeitssituation zu bewältigen?

Herr O., 38 Jahre, beruflich und sportlich aktiv, kommt zur Abklärung seines immer wiederkehrenden Kopfschmerzes ins Krankenhaus. Beim Auftreten starker Schmerzen nimmt Herr O. Tramal®-Kapseln ein. Neben den geplanten Untersuchungen soll Herr O. ein Schmerzprotokoll führen.

**1. Leiten Sie Herrn O. zum Führen des Schmerztagebuches an.**

2. Welche pflegerelevanten Nebenwirkungen könnte Tramal® haben?

3. Woran könnten Sie erkennen, dass Herr O. unter Schmerzen leidet, wenn er diese nicht äußert?

Frau D., 83 Jahre alt, wird von Ihnen schon seit einigen Wochen im Altenheim betreut. Zwischen Frau D. und Ihnen hat sich ein Vertrauensverhältnis entwickelt. Die Klientin ist gesprächig und kontaktfreudig, braucht nur geringe Unterstützung bei der Körperpflege, sonst ist sie in allen ATL selbstständig.
Gestern wurde bereits dokumentiert, dass sich Frau D. sehr zurückzieht und keine Körperpflege durchführen möchte. Das Essen hat sie kaum angerührt. Ihnen erzählt Frau D., dass sie kaum geschlafen habe. Bei der Körperpflege fällt Ihnen auf, dass die Klientin kaum mithilft und bei Berührung des rechten Unterarmes ihr Gesicht schmerzvoll verzieht.

**1. Welche Vermutungen könnten hier zutreffen?**

2. Beschreiben Sie die weitere Vorgangsweise.

3. Wie kann die Verabreichung schmerzstillender Medikamente erfolgen?

## FALLBEISPIEL 43 • SICH PFLEGEN UND KLEIDEN
## SIEHE FB 10, AUSSCHEIDEN, THROMBOSEPROPHYLAXE

Herr B., 78 Jahre, wurde nach einem Oberschenkelhalsbruch operiert und hat den 1. postoperativen Tag. In der Nacht gab es keine Besonderheiten, Herr B. hat gut geschlafen und hat noch von der Nachtdienstpflegerin eine Kurzinfusion gegen Schmerzen bekommen. Sie sollen Herrn B. bei der Körperpflege behilflich sein. Der Patient hat noch Bettruhe, darf aber mit dem Oberkörper erhöht positioniert werden.

**1. Wie unterstützen Sie Herrn B. bei der Ausscheidung?**

2. Welche Möglichkeiten der Thromboseprophylaxe sehen Sie bei Herrn B.?

3. Welche Voraussetzungen sind für eine primäre Wundheilung nötig?

Herr K., 48 Jahre, ist zu Hause im Badezimmer ausgerutscht und so gestürzt, dass er sich dabei eine stark blutende Wunde an der Stirn zugezogen hat. Eine kurze Zeit war er bewusstlos. Er bleibt zur Beobachtung im Krankenhaus. Während der Nacht soll sich Herr K. laut Arztanordnung melden, falls er aufstehen möchte. Als Sie Herrn K. morgens bei der Körperpflege behilflich sein möchten, klagt er beim Aufstehen über starke Schmerzen im Bereich der linken Hüfte.

**1. Welche Maßnahmen zur Sturzprophylaxe sind im Allgemeinen sinnvoll?**

2. Worauf achten Sie bei der Durchführung der Körperpflege?

3. Warum ordnete der Arzt an, dass Herr K. nicht alleine aufstehen soll?

Eine junge Patientin mit 17 Jahren wird somnolent an die Interne Überwachungsstation aufgenommen. Ihre Atmung zeigt regelmäßige, große, sehr tiefe Atemzüge ohne Pause. Zudem riecht die Ausatmungsluft nach Aceton.

**1. Welche Stadien des Bewusstseins kennen Sie?**

2. Welche Prophylaxen sind bei bewusstseinseingeschränkten PatientInnen durchzuführen?

3. Zur Ganzkörperpflege soll eine aktivierende Waschung durchgeführt werden. Welche Grundsätze gelten?

## FALLBEISPIEL 46 • FÜR SICHERHEIT SORGEN, S. AUCH FB 33, ATMEN, KÖRPERTEMPERATUR REGULIEREN

Herr K., 86 Jahre alt, wurde vor zwei Wochen operiert, da er sich nach einem Sturz einen Oberschenkelhalsbruch zugezogen hatte. Die Wundheilung verlief per primam. Allerdings klagte Herr K. drei Tage nach der Operation über Schmerzen beim Atmen. Beim Mobilisieren wurde er schnell kurzatmig und so verbrachte Herr K. die nächsten Tage fast nur im Bett. Vor fünf Tagen bekam Herr K. auch noch Fieber. Bei der Visite äußerte der Arzt den Verdacht, dass Herr K. eine Pneumonie habe, daher verordnete er ein Antibiotikum. Das angeordnete Lungenröntgen bestätigt den Verdacht des Arztes.

**1. Welche atemunterstützenden Lagerungen sind bei Herrn K. möglich?**

2. Wie unterstützen Sie Herrn K. in der Phase des Fieberanstiegs?

3. Welche Prophylaxen sind Ihrer Meinung nach bei Herrn K. notwendig?

Sie beginnen Ihren Mittagsdienst auf der HNO-Abteilung. Auf dieser Abteilung werden sowohl Kinder als auch Erwachsene betreut und behandelt. Ihre erste Aufgabe für heute ist die Feststellung der Körpertemperatur bei Ihren PatientInnen. Unter Ihren PatientInnen befinden sich vier Kinder, die gemeinsam in einem Zimmer untergebracht sind. Bei Fieber über 39°C sollen bei den Kindern Wadenwickel zur Senkung der Körpertemperatur angewendet werden. Frau T., 75-jährig, wurde am Ohr operiert, sie ist postoperativ sehr unruhig und verwirrt. Bei den anderen PatientInnen liegen keine Besonderheiten bezüglich Temperaturermittlung vor.

**1. Welche Pflegeangebote, die Körperpflege betreffend, erscheinen Ihnen bei Frau T. nötig?**

2. Wie sorgen Sie für eine möglichst sichere Umgebung für Frau T.?

3. Welche Vitalparameter sollen bei diesen PatientInnen noch festgestellt werden? Nennen Sie die unterschiedlichen Sollwerte!

# FALLBEISPIEL 48 • SICH BEWEGEN SIEHE FB 7, AUSSCHEIDEN, ESSEN UND TRINKEN

Frau K. ist 94 Jahre alt und lebt seit 10 Jahren im Altenheim. Sie hat sich beim Einzug ins Altenheim Teile ihrer Möbel mitgebracht, neben ihrer Lieblingskommode hat sie auch ihr eigenes Bett ins Altenheim mitgenommen. Bisher war Frau K. selbstständig, nach einem Insult vor 2 Monaten ist sie nun seit ein paar Tagen wieder zurück im Altenheim. Die Bewohnerin hat eine Hemiplegie mit ausgeprägter Schluckstörung und einen transurethralen Blasenkatheter und ist daher auf Ihre Unterstützung angewiesen.

**1. Worauf achten Sie bei der Körperpflege bei liegendem Blasenkatheter?**

2. Bei Frau K. wurde ein Blasentraining angeordnet. Was ist ein Blasentraining und wann wird es angewendet?

3. Was beachten Sie bei der Unterstützung der Nahrungsaufnahme?

Herr M. ist 58 Jahre alt und wurde vor 2 Tagen am Knie operiert, gestern Nachmittag wurde die Wunddrainage entfernt. Er hat keine Grunderkrankungen und bekommt postoperativ einmal täglich 60 mg Lovenox® zur Thromboseprophylaxe verabreicht. Herr M. war vor dem Eingriff mobil und konnte alle ATL selbstständig durchführen. Herr M. darf heute zur Körperpflege das erste Mal aufstehen. Gestern saß er abends das erste Mal ohne Schwierigkeiten im Querbett. Sie sollen Herrn M. beim Aufstehen und bei der Körperpflege behilflich sein.

1. Worauf achten Sie bei der Mobilisation?

2. Welche Komplikationen können auftreten? Wie verhalten Sie sich?

3. Worauf achten Sie bei der Körperpflege?

Frau S. ist 75 Jahre alt. Bis vor einem halben Jahr versorgte sie Haushalt und Garten und half bei der Betreuung ihrer Enkelkinder. Nach einem Insult hat die Bewohnerin eine Hemiplegie, ist daher bewegungseingeschränkt und musste ins Altenheim.
Die Körperpflege ist für Frau S. nicht so wichtig, sie betont stets, dass sie sich selbstständig wäscht. Letzte Woche wurde beim Baden ein Intertrigo im Leistenbereich festgestellt. Frau S. wiegt ca. 82 kg bei einer Körpergröße von 164 cm. Sie lehnt es ab, auf ihre Lieblingsspeisen, wie Schweinebraten oder Schnitzel, zu verzichten.
In den letzten Wochen hat die Mobilität von Frau S. stark abgenommen und sie verbringt die meiste Zeit in ihrem Zimmer vor dem Fernseher. Sie hat Ödeme an beiden Beinen, Varizen am rechten Bein sind deutlich ersichtlich.

**1. Nennen Sie mindestens 3 Pflegeangebote, die Sie der Bewohnerin anbieten würden. Beschreiben Sie eines davon näher.**

2. Nennen Sie 3 Gründe für Ödeme.

3. Beschreiben Sie den Unterschied zwischen Kurzzug- und Langzugbinde. Wann werden diese eingesetzt?

Frau S., 52 Jahre, hat in den letzten Monaten nach eigenen Angaben ungewollt 8 bis 10 Kilogramm an Gewicht verloren. Sie klagt über Appetitlosigkeit und Fleischekel in den letzten Wochen. Seit einigen Tagen kommt es nur noch zu bleistiftförmiger Stuhlausscheidung unter großen Schmerzen. Heute wird sie mit akuten Bauchschmerzen und Erbrechen ins Krankenhaus eingeliefert. Bei der rasch vorgenommenen Operation (Darmverschluss) wird ein Rektumkarzinom entfernt, der das Darmlumen verschlossen hat. Es musste ein Stoma angelegt werden.

**1. Erklären Sie Frau S., wie ein Stomawechsel vorgenommen wird, und leiten Sie sie dazu an.**

2. Die Patientin konnte sich nicht auf diese Situation vorbereiten. Welche Ängste und Sorgen bezüglich des Stomas gilt es mit ihr zu besprechen?

3. Frau S. ist mit ihrer momentanen Situation überfordert und sieht sich nicht in der Lage, zu Hause die Stomapflege selbst zu übernehmen. Welche Hilfe können Sie anbieten?

Frau R. ist 68 Jahre alt und hatte vor 10 Tagen eine Dickdarmoperation. Da Frau R. seit 4 Tagen keinen Stuhl absetzen konnte, wurde bei der Visite angeordnet, dass ein Microklist und ein Haemoccult-Test durchgeführt werden sollen. Die zuständige Gesundheits- und Krankenpflegerin bittet Sie, das zu übernehmen.

**1. Worauf ist bei der Durchführung eines Microklistiers zu achten? Was ist nach der Verabreichung bei Frau R. zu beobachten?**

2. Wozu wird ein Haemoccult-Test gemacht? Welche Informationen geben Sie an Frau R. weiter?

3. Worauf ist bei der Auswertung eines Haemoccult-Tests zu achten?

## FALLBEISPIEL 53 • ATMEN, AUSSCHEIDEN, FÜR SICHERHEIT SORGEN

Frau K. ist 94 Jahre alt und lebt seit 10 Jahren im Altenheim. Bisher war Frau K. sehr selbstständig. Nach einem Insult vor 2 Monaten ist sie nun seit ein paar Tagen wieder zurück im Altenheim. Die Bewohnerin hat eine Hemiplegie mit ausgeprägter Schluckstörung. Wenn sie sich verschluckt, kann sie aufgrund fehlender Kraft meist nicht selbstständig abhusten, daher steht für diese Fälle ein Absauggerät in ihrem Zimmer. Seit der Rückkehr aus dem Krankenhaus hat Frau K. einen transurethralen Blasenkatheter. Da der Harn von Frau K. in den letzten Tagen stark konzentriert und übelriechend war, hat die zuständige Gesundheits- und Krankenpflegerin Sie gebeten, einen Harnstreifentest zu machen. Als Sie zu Frau K. ins Zimmer kommen, leidet sie unter massiver Atemnot. Anscheinend hat sie sich beim Trinken verschluckt.

**1. Wie verhalten Sie sich bzgl. der starken Dyspnoe von Frau K.? Was ist beim Absaugen zu beachten? Wie und wie oft führen Sie den Funktionstest beim Absauggerät durch?**

2. Wie führen Sie den Harnstreifentest durch? Was ist dabei zu beachten? Welche Informationen geben Sie an den gehobenen Dienst weiter und was bzw. wie dokumentieren Sie das Ergebnis?

3. Worauf achten Sie bei zu Pflegenden, die einen Dauerkatheter haben? Welche Veränderungen dokumentieren Sie bzw. welche leiten Sie an den gehobenen Dienst weiter?

## FALLBEISPIEL 54 • ATMUNG, FÜR SICHERHEIT SORGEN

Frau L., 42 Jahre alt, wird auf der Internen Abteilung im Krankenhaus aufgenommen, da sie eine Blutzuckerentgleisung mit Blutzuckerwerten über 800 mg% hat. Bei ihr ist ein Diabetes Typ 1 bekannt. Sie sollen nun bei der Patientin Blut für eine Blutgasanalyse entnehmen. Zusätzlich ist stündlich eine Blutzuckerbestimmung sowie eine Atemkontrolle durchzuführen.

**1. Was bedeutet der Begriff Ketoazidose und welche Krankenbeobachtungen sind für Frau L. besonders wichtig?**

2. Beschreiben Sie bitte die Vorbereitungen zur Blutgasanalyse bei Frau L.

3. Nennen Sie die pathologischen Atmungstypen. Welcher pathologische Atmungstyp könnte sich bei Frau L. aufgrund des Diabetes Typ 1 entwickeln?

Die neunjährige Lisa wurde wegen einer akuten Appendizitis operiert. Lisa durfte zur Linderung der postoperativen Schmerzen analgetische Suppositorien erhalten. Heute sollen die Nähte entfernt werden. Der zuständige Diplomierte Kinder- und Jugendlichenpfleger bittet Sie, alles dafür vorzubereiten und ihm zu assistieren, da Lisa Vertrauen zu Ihnen aufgebaut hat. Außerdem sollen Sie bei dem Mädchen venöses Blut zur CRP- und Leukozytenkontrolle abnehmen.

**1. Bei welchen PatientInnen dürfen Sie eine venöse Blutabnahme durchführen und wozu dient die Leukozyten- und CRP-Kontrolle bei Lisa? Beschreiben Sie die Symptome einer Appendizitis.**

2. Welche Vorbereitungen müssen Sie für die Nahtentfernung bei dem Mädchen treffen und wie erklären Sie Lisa, was jetzt mit ihr passiert und wie sie sich dabei verhalten soll?

3. Was sind Suppositorien und wie wird die Verabreichung insbesondere bei Kindern durchgeführt?

PFA

# PFLEGEFACHASSISTENZ

Herr K., 86 Jahre alt, wurde vor einer Woche operiert, da er sich nach einem Sturz einen Oberschenkelhalsbruch zugezogen hatte. Die Wundheilung verlief per primam. Allerdings klagte Herr K. drei Tage nach der Operation über Schmerzen beim Atmen. Beim Mobilisieren wurde er schnell kurzatmig und so verbrachte Herr K. die darauffolgenden Tage fast nur im Bett. Seit gestern hat Herr K. Fieber. Bei der Visite äußerte die Ärztin den Verdacht, dass Herr K. eine Pneumonie habe, daher verordnete sie ein Antibiotikum. Das angeordnete Lungenröntgen bestätigt den Verdacht der Ärztin.
Die zuständige Diplompflegerin hat das Antibiotikum für Herrn K. vorbereitet und bittet Sie, die Kurzinfusion „anzuhängen".

**1. Worauf überprüfen Sie die liegende periphere Venenverweilkanüle, bevor Sie die Infusion anschließen?**

2. Wie führen Sie den Anschluss und nach erfolgter Applikation das Abhängen der Infusion durch?

3. Welche Veränderungen/Symptome könnten beim Patienten während der Applikation des Antibiotikums auftreten? Wie verhalten Sie sich?

Frau L., 76 Jahre, hat nach einer Pneumonie einen sehr schlechten Allgemeinzustand. Seit 2 Tagen isst sie nicht mehr, trinkt nur nach mehrmaliger Aufforderung einige Schlucke Tee. Da sich der Zustand von Frau L. so verschlechtert hat, wurden die Angehörigen benachrichtigt. Gemeinsam mit dem verantwortlichen Arzt wurde vereinbart, dass Frau L. vorerst eine transnasale Magensonde bekommen soll. Je nach Veränderung des Zustandes von Frau L. soll dann über die eventuelle Anlage einer PEG-Sonde entschieden werden.

**1. Worauf achten Sie beim Legen einer transnasalen Sonde?**

2. Welche Indikationen und Kontraindikationen für das Legen von transnasalen/transoralen Sonden kennen Sie?

3. Was beachten Sie bei der speziellen Nasen-/Mundpflege bei liegenden Sonden?

Herr M. ist 58 Jahre alt und wurde vor 2 Tagen am Knie operiert, gestern Nachmittag wurde die Wunddrainage entfernt. Er hat keine Grunderkrankungen und bekommt postoperativ einmal täglich 60 mg Lovenox® zur Thromboseprophylaxe verabreicht. Herr M. war vor dem Eingriff mobil und konnte alle ATLs selbstständig durchführen. So hat er heute die Körperpflege bereits selbstständig durchgeführt. Er gibt an, dass er keine Schmerzen hat und daher den peripheren venösen Zugang nicht mehr braucht. Nach Rücksprache mit der zuständigen Diplompflegekraft entfernen Sie die pVVK.

**1. Worauf achten Sie bei der Entfernung der pVVK? Was dokumentieren Sie und welche Informationen leiten Sie an den gehobenen Dienst weiter?**

2. PFA (in Ausbildung) Maria fragt Sie, ob Sie ihr das Applizieren der Lovenox®-Injektion zeigen und genau erklären können. Welche Information erhält Maria von Ihnen?

3. Worauf achten Sie beim Verbandwechsel einer per primam heilenden OP-Wunde?

Herr K., 84 Jahre, befindet sich erst seit kurzer Zeit im Altenheim. Sein Allgemeinzustand ist stark reduziert, er hatte in den letzten Monaten häufig fieberhafte Infekte der Atemwege. Er erholt sich von diesen Infekten nur schwer, ist in der Atmung stark eingeschränkt und wird zunehmend immobil. Der Hausarzt hat aufgrund immer wiederkehrender Aspirationspneumonien angeordnet, dass Herr K. zur Anlage einer PEG-Sonde ins Krankenhaus eingewiesen wird. Nach 2 Tagen kommt Herr K. mit einer PEG-Anlage wieder nach Hause. Laut Arztbrief vom Krankenhaus wird die Nahrungs- und Flüssigkeitszufuhr ausschließlich über die PEG-Sonde empfohlen. Der Allgemeinzustand von Herrn K. ist weiterhin stark reduziert.

**1. Worauf achten Sie bei der Pflege der PEG-Sonde? Welche Veränderungen sind zu dokumentieren bzw. weiterzuleiten?**

2. Welche Möglichkeiten der Verabreichung von Nahrung gibt es über die PEG-Sonde? Worauf ist zu achten?

3. Was ist bei der Applikation von Medikamenten via PEG-Sonde zu beachten?

Herr M., 59 Jahre alt, ist seit einer Hirnblutung vor 2 Jahren ein Wachkomapatient. Er wird mittels PEG ernährt und hat eine Tracheotomie. Herr M. lebt seit 2 Jahren im Altenheim. Da er seit einigen Tagen unter zunehmender Atemnot und zähflüssigem, putridem Sputum leidet, wurde er ins Krankenhaus verlegt.
Laut Pflegebegleitschreiben ist Herr M. bettlägrig und immobil. Eine verbale Kommunikation ist nicht möglich. Herr M. signalisiert durch das Abwenden des Kopfes, wenn er mit einer Handlung nicht einverstanden ist. Die Tracheostomiekanüle wird 1x tgl. gewechselt. Durch das vermehrte, zähflüssige Sputum war in den letzten Tagen mehrmals Absaugen notwendig.
Bei der Aufnahmeuntersuchung wurden folgende Vitalzeichen gemessen: RR: 125/80, P: 135, Temp: 38,5°C.

**1. Welche Maßnahmen im Zusammenhang mit der Pflege des Tracheostomas und dem Absaugen liegen in Ihrem Kompetenzbereich?**

2. Wie interpretieren Sie die gemessenen Vitalzeichen? Welche Informationen geben Sie an den gehobenen Dienst weiter?

3. Was beachten Sie bei der Kommunikation mit Herrn M.?

## FALLBEISPIEL 61 • FÜR SICHERHEIT SORGEN, KOMMUNIZIEREN

Zu Ihren Aufgaben als PFA gehört es heute, die Kontroll-Elektrokardiogramme von drei PatientInnen zu schreiben und die Dispenser mit den verordneten Medikamenten vorzubereiten und an die PatientInnen abzugeben. Als Herr M. den Dispenser von Ihnen bekommt, erklärt er Ihnen, dass er diese eckige, weiße Tablette, die er abends einnehmen soll, noch nie bekommen hat.

**1. Wie reagieren Sie, als Herr M. Sie damit konfrontiert, gerade eine falsche Tablette von Ihnen zu erhalten?**

2. Beschreiben Sie die Vorbereitung und Durchführung eines Standard-Elektrokardiogrammes mit Extremitätenableitungen nach Goldberger und Brustwandableitungen nach Wilson.

3. Frau L. weigert sich, ihre vom Arzt verordneten Medikamente einzunehmen. Wie gehen Sie mit dieser Situation um?

PFA

Frau M., 60 Jahre, wurde eine Hüft-Total-Endoprothese auf der linken Seite eingesetzt. Der bei der Operation gelegte Dauerkatheter wird heute entfernt. Die Patientin läutet nach Ihnen, da die PCA-Pumpe, die sie zur Schmerztherapie erhalten hat, ein fortlaufendes Signal abgibt. Die Pumpe zeigt an, dass das Medikamentenreservoir leer ist, zudem ist die Einstichstelle der peripheren Venenverweilkanüle stark gerötet.

Bei der Visite wurde mit der Patientin besprochen, dass bei ihr ab sofort 2-mal täglich eine elektrische Bewegungsschiene zur passiven Mobilisation der linken unteren Extremität zum Einsatz kommen wird.

**1. Bei der heutigen Visite wird eine Entfernung des transurethralen Katheters bei Frau M. angeordnet. Diese Aufgabe wird an Sie delegiert. Beschreiben Sie diese Tätigkeit. Welche Informationen geben Sie Frau M.?**

2. Was beachten Sie bei der Anwendung der elektrischen Bewegungsschiene zur passiven Mobilisation der Hüfte bei Frau M.? Welche Einstellungskriterien benötigen Sie vom Arzt, damit Sie die elektrische Bewegungsschiene anwenden dürfen?

3. Welche Handlungen erfordern die Probleme bzgl. des Alarms der PCA-Pumpe und der Einstichstelle der pVVK? Erklären Sie Ihr Vorgehen.

PFA

Herr P., derzeit im 62. Lebensjahr, hat bei einem Unfall vor mehreren Jahren eine Querschnittlähmung erlitten. Er benötigt einen Dauerkatheter zur Harnableitung. Heute kommt er in die Krankenhausambulanz, da sein Katheter routinemäßig gewechselt werden soll. Herr P. berichtet, dass er überall am Körper Hämatome bekomme, auch ohne sich stärker verletzt zu haben. Sein Harn weise ein rötlichbraune Farbe auf und beim Zähneputzen blute er stark. Da der Patient laut Medikamentenaufzeichnungen Marcoumar® einnimmt und die letzte INR-Kontrolle bereits drei Wochen zurückliegt, werden Sie beauftragt, den aktuellen INR-Wert zu messen.

**1. Bereiten Sie alles zur INR-Messung vor und erklären Sie Schritt für Schritt, wie Sie dabei vorgehen.**

2. Herr P. benötigt Ihre Unterstützung beim Transfer vom Rollstuhl auf die Untersuchungsliege, da er sich unsicher und schwach fühlt. Wie wird der Transfer fachgerecht durchgeführt?

3. Erklären Sie Herrn P., woran er in Zukunft erkennen kann, dass seine Medikamente zur Blutverdünnung überdosiert sind und wie er in dieser Situation reagieren soll.

Nach einem Sturz kommt Frau C., 91 Jahre, ins Krankenhaus. Sie berichtet, seit den letzten Wochen zunehmend Schwindelgefühl zu verspüren und schon mehrmals gestürzt zu sein. Bei der Untersuchung klagt sie über Schmerzen in der Lendenwirbelsäule und in der Brust, sie hat auch das Gefühl, dass sie nicht richtig durchatmen könne. Bei der Röntgenuntersuchung wird ein Lendenwirbelkörperbruch festgestellt, zudem liegt eine Rippenprellung vor. Frau C. bekommt zur Stabilisierung der LWS ein 3-Punkt-Stützkorsett angepasst. Bei den Blutdruckmessungen werden mehrmals Werte unter 80 mm Hg systolisch gemessen.

**1. Zur Abklärung des Schwindels bei Frau C. wird auch ein EEG angeordnet. Beschreiben Sie Vorbereitung und Durchführung eines EEG.**

2. Worauf müssen Sie beim Anlegen des 3-Punkt-Stützkorsetts bei Frau C. achten?

3. Was bedeutet eine mehrmalige Blutdruckmessung mit Werten unter 80 mm Hg systolisch bei Frau C.? Welche Medikamente können dafür verantwortlich sein? Worauf werden Sie in der Pflege bei Frau C. bzgl. dieser Blutdruckwerte besonders achten?

Herr K., 65 Jahre alt, wird auf die Geriatrische Abteilung aufgenommen. Bei ihm ist die Diagnose Parkinson bekannt. Vor drei Wochen wurde er medikamentös gut eingestellt entlassen, sein Tremor war deutlich reduziert und sein Gangbild hatte sich deutlich verbessert. Madopar® soll er weiterhin regelmäßig einnehmen. Heute erscheint er verwirrt, motorisch unruhig und hat erhöhte Körpertemperatur. Er hat auch deutliche Zeichen einer Exsikkose.

**1. Beschreiben Sie mögliche Symptome bei Exsikkose. Welchen Gefahren ist Herr K. dadurch ausgesetzt?**

2. Der Medikamentenspiegel von Madopar® ist stark erhöht. Was sind mögliche Ursachen, was könnte dafür verantwortlich sein?

3. Erklären Sie die Symptome von Parkinson. Welche ATLs sind bei Herrn K. betroffen? Worauf werden Sie in der Pflege besonders achten?

# GLOSSAR

| | |
|---|---|
| **AAO:** | Arztanordnung |
| **Abdomen leer:** | Röntgenaufnahme des Bauches |
| **Aceton:** | farblose Flüssigkeit von obstartigem Geruch |
| **Adipositas:** | Fettleibigkeit, Übergewicht |
| **Allergie:** | Überempfindlichkeitsreaktion |
| **Alzheimer-Demenz:** | Degenerationserkrankung mit Abbau der Großhirnrinde |
| **Akinesie:** | Bewegungsarmut bis Bewegungslosigkeit |
| **Anamnese:** | Vorgeschichte |
| **Antibiotikum:** | gegen Bakterien wirksames Medikament |
| **Antihistaminikum:** | Arzneimittel gegen Allergien |
| **Appendizitis:** | Wurmfortsatzentzündung |
| **applizieren:** | verabreichen |
| **Arrhythmie:** | Unregelmäßigkeit |
| **Arteriosklerose:** | krankhafte Veränderung der Arterien mit Verhärtung, Elastizitätsverlust und Einengung des Gefäßes |
| **Aspiration:** | Eindringen fester oder flüssiger Stoffe in die Atemwege |
| **assistiv:** | unterstützt |
| **Asthmaanfall:** | hochgradige Atemnot durch Krampf der Bronchien |
| **Atemdepression:** | herabgesetzte Ansprechbarkeit des Atemzentrums |
| **ATL:** | Aktivitäten des täglichen Lebens |
| **Azidose:** | Übersäuerung |
| **Bandagist:** | Berufsgruppe, die für Beratung und Wartung von Hilfsmitteln (Gehhilfen, Prothesen) zuständig ist. |
| **Basale Stimulation:** | Pflegekonzept, das die Körperwahrnehmung und Ausdrucksform des Klienten/der Klientin unterstützt |
| **BMI:** | Body-Mass-Index, Berechungsformel zur Errechnung des Normalgewichts bei Erwachsenen (Körpergewicht in kg geteilt durch Körpergröße in Metern im Quadrat) |
| **Blutgasanalyse (BGA):** | dient zur Beurteilung der Atemfunktion und des Säure-Basen-Haushaltes |
| **Bradykardie:** | langsame Herztätigkeit |
| **Bronchien:** | Aufzweigungen der Luftröhre |
| **Broncholytika:** | Medikamente, die bronchienerweiternd wirken |
| **Burn-Out-Syndrom:** | Ausgebrannt sein, Verbrauch der seelischen und körperlichen Kräfte |
| **Cave:** | Vermeide, Vorsicht, Beachte |
| **$CO_2$:** | Kohlendioxid |

| | |
|---|---|
| **Coaching:** | Ein Berater unterstützt bei der Rollenfindung im beruflichen und privaten Bereich. Inhalte wie z.B.: arbeitsbezogene Selbstreflexion und berufliche Entwicklung werden erarbeitet |
| **CRP-Wert** (**C-r**eaktives **P**rotein): | wichtiger Laborwert zur Erkennung einer Entzündung |
| **dekompensieren:** | versagende Kompensation |
| **Dekubitus:** | Druckgeschwür |
| **Depression:** | seelische Verstimmtheit, Niedergeschlagenheit |
| **Dermatitis:** | Hautentzündung |
| **desinfizieren:** | Vermindern der krankmachenden Keime |
| **Diabetisches Koma:** | durch stark erhöhte Blutzuckerwerte verursachte tiefe Bewusstlosigkeit |
| **Diarrhö:** | Durchfall |
| **diskonnektieren:** | Öffnen des Verbindungsstückes zwischen zwei Schlauchteilen |
| **Dispenser:** | Spender, z. B. Tablettenspender |
| **Diuretika:** | Medikamente, die entwässernd wirken |
| **Dosieraerosol:** | Tascheninhalierer |
| **EEG:** | Elektroenzephalogramm, Aufzeichnung der Hirnströme |
| **EKG:** | Elektrokardiogramm, Aufzeichnung der Herztätigkeit |
| **Endoprothese:** | künstlicher Gelenksersatz |
| **Euphorie:** | gehobene Stimmung |
| **exsikkiert:** | Ausgetrocknet durch Flüssigkeitsmangel |
| **Facialisparese:** | Gesichtsnervenlähmung |
| **fadenförmiger Puls:** | kaum fühlbarer Puls, z. B. bei Sterbenden |
| **Finalphase:** | Diese Sterbephase umfasst die letzten Stunden (selten Tage) des Lebens |
| **Gangrän:** | Gewebebrand |
| **Generika:** | Nachfolgeprodukte von Arzneien, deren Patentschutz abgelaufen ist |
| **ggf.:** | gegebenenfalls |
| **Haemokulttest:** | Schnelltest zur Untersuchung auf Blutspuren im Stuhl |
| **Halluzination:** | Sinnestäuschung |
| **Hautturgor:** | Spannungszustand der Haut |
| **Hemiparese:** | Halbseitenschwäche |
| **Hemiplegie:** | Halbseitenlähmung |
| **Herzinsuffizienz:** | Herzschwäche, verminderte Pumpleistung des Herzens |
| **HNO-Abteilung:** | Hals-Nasen-Ohren-Abteilung |
| **Hyperextensionsorthese:** | Hilfsmittel zur Entlastung und Stabilisierung der Wirbelsäule |
| **Hypertonie:** | hoher Blutdruck |

| | |
|---|---|
| **Hypoglykämie:** | Unterzuckerung |
| **Hypotonie:** | niedriger Blutdruck |
| **Immobilität:** | Unbeweglichkeit |
| **Infektion:** | Ansteckung |
| **Infusion:** | Einbringen größerer Flüssigkeitsmengen in den Körper, unter Umgehung des Magen-Darm-Traktes |
| **Inhalation:** | Einatmen von vernebelten Flüssigkeiten, Gasen oder Wasserdampf |
| **Injektion:** | Einspritzung |
| **Inkontinenz:** | Unvermögen, Harn und/oder Stuhl willkürlich im Körper zurückzuhalten |
| **INR-Wert** (**i**nternational **N**ormalized **R**atio): | International standardisierter Test zur Kontrolle der Blutgerinnung |
| **Insulin:** | Blutzuckersenkendes Hormon der Bauchspeicheldrüse |
| **Intertrigo:** | Wundsein in den Körperfalten |
| **Katheter:** | Röhrenförmiges Instrument zum Einführen in Hohlorgane, z. B. die Blase |
| **kleiner Puls:** | schwach tastbarer Puls, z. B. bei Hypotonie |
| **Koma:** | tiefe Bewusstlosigkeit |
| **Kompression:** | Zusammenpressung |
| **kompensieren:** | Ausgleich einer verminderten Leistung durch gesteigerte Tätigkeit |
| **Komplikationen:** | Auftreten eines Ereignisses, das den Gesundheitszustand ungünstig beeinflusst |
| **Konstitution:** | Zustand |
| **Kontamination:** | Verunreinigung |
| **Kontraktur:** | Gelenksteife durch Verkürzung von Sehnen, Muskeln und Bändern an Gelenken |
| **Kussmaul-Atmung:** | regelmäßige, tiefe Atemzüge zur Kompensation einer ausgeprägten Übersäuerung |
| **Leukozyten:** | weiße Blutkörperchen |
| **Lungenödem:** | abnorme Ansammlung seröser Flüssigkeit im Lungengewebe |
| **Lymphödem:** | Ansammlung von Flüssigkeit im Gewebe |
| **Miktion:** | Harnentleerung |
| **Monitoring:** | überwachende, kontrollierende Tätigkeiten unter Benutzung eines Messgerätes |
| **Non-Touch-Technik:** | aseptische Arbeitsweise: Wunden, Eintrittsstellen, damit in Verbindung kommende Materialien werden nicht mit bloßen Händen berührt |

| | |
|---|---|
| **nonverbal:** | Kommunikation ohne Einsatz von Sprache und Schrift |
| **nosokomiale Infektion:** | im Krankenhaus erworbene Infektion |
| **$O_2$:** | Sauerstoff |
| **Obstipation:** | Verstopfung |
| **oral:** | durch den Mund |
| **Orthostatische Dysregulation:** | Versacken des Blutes im Venenbereich der Beine |
| **Parameter:** | Messgröße |
| **parenteral:** | unter Umgehung des Magen-Darm-Traktes |
| **Parkinson:** | Neurologische Erkrankung, die durch degenerative Veränderungen im extrapyramidalmotorischen System ausgelöst wird |
| **Parotitis:** | Ohrspeicheldrüsenentzündung |
| **PAVK:** | periphere arterielle Verschlusskrankheit |
| **PCA-Pumpe** (**p**atient-**c**ontrolled **a**nalgesia): | Schmerzpumpe |
| **PEG:** | perkutane endoskopische Gastrostomie; Nahrungssonde, die über die Bauchdecke im Magen mündet |
| **per primam:** | Primärheilung |
| **perkutan:** | durch die Haut |
| **perianal:** | um den After |
| **Phlebitis:** | Venenentzündung |
| **physisch:** | körperlich |
| **Pneumonie:** | Lungenentzündung |
| **Polyglobulie:** | vermehrte Anzahl der roten Blutkörperchen im Blut |
| **postoperativ:** | nach der Operation |
| **primär:** | ursprünglich, zuerst |
| **Prophylaxe:** | Vorbeugung |
| **psychisch:** | seelisch |
| **Pulsoxymetrie:** | Gerät (Finger-Clip), das zur Messung der Sauerstoffkonzentration im Blut und zur Messung der Herzfrequenz eingesetzt wird |
| **rektal:** | durch den After |
| **Regeneration:** | Wiederherstellung, Erholung |
| **Regulation:** | Steuerung |
| **Ressourcen:** | eigene Möglichkeiten, Selbsthilfefähigkeit des Klienten |
| **Rigidität:** | erhöhter Muskeltonus |
| **Risikofaktoren:** | Bedingungen, die die Entstehung bestimmter Erkrankungen begünstigen |
| **Rollator:** | Gehbehelf mit Rädern |
| **RR:** | Riva Rocci (ital. Kinderarzt), steht für Blutdruck |

| | |
|---|---|
| **sakral:** | zum Kreuzbein gehörend |
| **Schleimhaut-antiseptikum:** | Desinfektionsmittel, das im Schleimhautbereich angewendet wird |
| **Sekret:** | Absonderung, Ausscheidung |
| **serös:** | aus Serum bestehend |
| **somnolent:** | schläfrig |
| **Soor:** | Pilzerkrankung, hervorgerufen durch Candita albicans |
| **Sopor:** | schwere schlafähnliche Bewusstseinseintrübung mit Reaktion auf Schmerzreize |
| **Supervision:** | beobachtende Begleitung am Arbeitsplatz zur Reflexion und Auswertung von Arbeitsabläufen und Kommunikationsstrukturen |
| **Suppositorien:** | Zäpfchen |
| **Symptome:** | Krankheitszeichen |
| **Tachykardie:** | erhöhte Herzfrequenz |
| **Thorax:** | Brustkorb |
| **Thrombose:** | Blutpfropfbildung in den Gefäßen |
| **Tracheostomie:** | angelegte Öffnung der Luftröhre nach außen |
| **transurethral:** | durch die Harnröhre hindurch |
| **Tremor:** | unwillkürliches Muskelzittern |
| **urämisches Koma:** | durch mangelhafte Entgiftungsfunktion der Nieren verursachte tiefe Bewusstlosigkeit |
| **Varizen:** | Krampfadern |
| **Wunddrainage:** | Ableitung von Wundsekret |
| **Wundsekret:** | Flüssigkeitsabsonderung aus einer Wunde |